ALLIANCE

DE L'HYGIÈNE ET DE LA PÉDAGOGIE

EN MÉDECINE ET EN ÉDUCATION

LYON. — IMPRIMERIE DE VEUVE MOUGIN-RUSAND.

ALLIANCE

DE

L'HYGIÈNE

ET DE

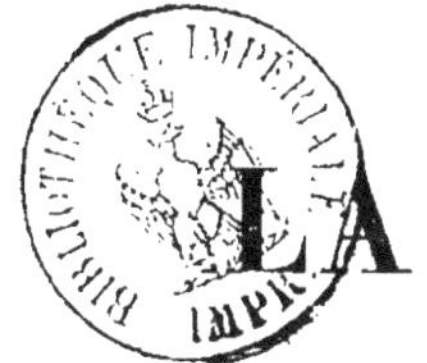

LA PÉDAGOGIE

EN MÉDECINE ET EN ÉDUCATION

FONDÉE SUR LES RAPPORTS DU PHYSIQUE ET DU MORAL

Lecture faite à la Société d'Education de Lyon

Par le Docteur VERNAY

Médecin de l'Hôtel-Dieu

Membre de la Société de Médecine et de la Société d'Education de Lyon

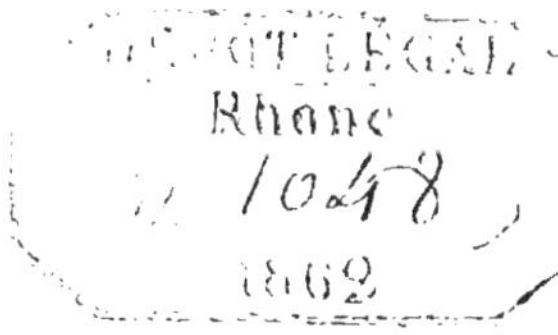

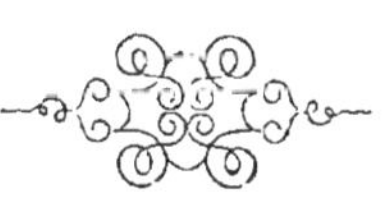

LYON

IMPRIMERIE DE VEUVE MOUGIN-RUSAND

Rue Tupin, 18

—

1863

ALLIANCE

DE L'HYGIÈNE ET DE LA PÉDAGOGIE

EN MÉDECINE ET EN ÉDUCATION

Messieurs,

Il est une vérité qu'il ne faut pas perdre de vue quand on s'occupe de médecine ou d'éducation et en général de toute science ayant l'homme pour objet, c'est qu'il existe entre le physique et le moral une union intime, comparable à celle de deux sources qui viendraient marier leurs eaux dans un même lit, et dont l'une ne peut se troubler sans altérer la pureté de l'autre.

Faute d'être pénétré de cette vérité, on néglige trop, en médecine, le concours de la pédagogie et le traitement moral pour ne s'occuper que du traitement physique, et, en éducation, on est disposé à ne voir que le côté intellectuel, comme si nous étions de purs esprits ; erreur que Pascal relève assez durement quand il dit : « L'homme n'est ni ange ni bête, et le malheur veut que qui veut faire l'ange fait la bête. »

La perfection humaine résulte d'un égal développement des qualités du corps et de l'esprit, et de l'équilibre et de l'harmonie entre toutes les fonctions. C'est ainsi qu'on peut définir le but auquel doivent concourir la médecine et la pédagogie.

Une comparaison familière aux moralistes fait toucher au doigt la justesse de cette définition, c'est celle de l'homme agité par les passions, et du vaisseau battu par la tempête. Quel est le navire qui arrivera le plus sûrement au port malgré les écueils, malgré la tempête? Ce ne sera ni cette coque lourde ayant trop de lest et trop peu de voiles, ni cette coque légère privée de lest, mais, en revanche, trop chargée de voiles. Le bon vaisseau est celui où tout est savamment combiné pour qu'il unisse la force à la grâce, la résistance à l'agilité. Or, de même que la charpente et le lest du navire servent de point d'appui et de contre-poids aux voiles gonflées par le vent, ainsi nos organes doivent être le point d'appui et le contre-poids de notre imagination. L'art de l'éducation consistera donc aussi à main tenir entre le développement du corps et celui de l'esprit un savant équilibre.

C'est ainsi, Messieurs, que vous comprenez l'éducation. Vous l'avez prouvé en invitant des médecins à siéger ici à côté des représentants les plus distingués de l'enseignement littéraire et religieux, honneur que nous ne pouvons mieux justifier qu'en coopérant avec vous au même but, avec l'entente la plus cordiale.

Cette lecture, Messieurs, comprendra deux parties.

La première aura pour objet de montrer que ce qui fait le fond de la nature humaine, c'est une union intime, une mutuelle dépendance non-seulement entre l'homme physique et l'homme moral, mais encore entre l'homme tout entier et le monde extérieur. Cela ressortira clairement de l'histoire de l'homme étudié dans *l'état de perfection primitive et dans l'état de dégénérescence.*

Dans la seconde partie, je ferai l'application de cette loi physiologique, au traitement des dégénérescences et à l'éducation.

PREMIÈRE PARTIE.

Où prendrai-je le type de la perfection humaine? Les chefs-d'œuvre de la sculpture antique allient la beauté de la forme à je ne sais quelle divine noblesse dont l'art moderne a, dit-on, perdu le secret. Mais il me faut un modèle qu'on puisse à la fois admirer et imiter, et par conséquent emprunté à l'art chrétien. Or, personne n'a mieux peint l'union de la perfection physique et morale que Milton, dans le *Paradis perdu*. J'en citerai donc quelques passages; mais il faut lire ce poème tout entier si l'on veut se retremper aux pures sources originelles.

« Deux créatures d'une forme plus noble, d'une stature droite et élevée, vêtues de leur dignité native, dans leur majesté nue, paraissent les seigneurs de tout et semblaient dignes de l'être. Dans leur regard divin brillait l'image de leur glorieux auteur, avec la raison, la sagesse, la sainteté sévère et pure. Le beau et large front de l'homme et son œil sublime annoncent la suprême puissance... La femme porte comme un voile sa chevelure d'or qui descend, éparse et sans ornements, jusqu'à sa fine ceinture. Ainsi passait le couple nu. Il n'évitait ni la vue de Dieu, ni celle des Anges, car il ne songeait point au mal. Ainsi passait, en se tenant par la main, le plus beau couple qui s'unit jamais dans les embrassements de l'amour, Adam le meilleur des hommes qui furent ses fils, Ève la meilleure des femmes qui naquirent ses filles (1). »

Dans un autre passage, Adam raconte ainsi à Raphaël son premier réveil : « Comme naturellement éveillé du plus profond sommeil, je me trouvai mollement couché sur l'herbe fleurie, dans une sueur embaumée. Droit vers le ciel, je tournai mes yeux étonnés et contemplai le firmament spacieux, jusqu'à ce que levé par une rapide et instinctive impulsion, je bondis comme m'efforçant d'atteindre là, et je me tins debout sur mes pieds. Autour de moi j'aperçus une colline, une vallée, des bois ombreux, des plaines rayonnantes au soleil, et une liquide chute de ruisseaux murmurants. Dans ces lieux j'aperçus des créatures qui vivaient et se mouvaient, qui marchaient ou volaient. Mon cœur était noyé de joie et de parfums ; je me parcours alors

(1) Traduction de Chateaubriant.

moi-même, et membre à membre je m'examine, et quelquefois je marche et quelquefois je cours avec des jointures flexibles, selon qu'une vigueur animée me conduit. Mais qui j'étais, où j'étais, par quelle cause j'étais, je ne le savais pas. J'essayai de parler et sur-le-champ je parlai, ma langue obéit et put nommer promptement une compagne. »

Ce n'est pas amoindrir la puissance créatrice que de faire observer que, sous le voile du merveilleux, cette page cache une admirable leçon de physiologie, et de prouver une fois de plus que les poètes sacrés et profanes ont souvent précédé les savants dans l'observation des lois de la nature. La vie commence en Adam par des sensations vives et multipliées. Sous l'influence de cette excitation des centres nerveux nous voyons naître en lui d'abord le besoin du mouvement, puis, avec une gradation bien observée, l'idée du monde extérieur, l'idée de sa propre personnalité, ou la distinction du moi, enfin l'instinct de la société et le besoin d'une compagne dont le nom est le premier mot qu'il ait su prononcer. Ce développement progressif constitue l'éducation première qui se fait à l'aide des sens et à laquelle on a donné le nom d'*éducation instinctive*. Quant aux notions d'un ordre plus élevé, savoir qui il était, par quelle cause il était, il les apprendra par la révélation. Je note seulement ici cette importante distinction qui sera développée quand nous parlerons de l'éducation. N'entrevoyez-vous pas aussi d'avance toute la théorie de l'action des climats sur l'homme dans la divine influence qu'exerça le beau climat de l'Eden sur le premier éveil des sens et sur le développement des facultés de notre premier père (1).

Les mêmes réflexions s'appliquent au récit des premières sensations d'Ève, ravissant tableau de coquetterie encore innocente : « Souvent je me rappelle le jour où je m'éveillai du sommeil pour la première fois. Je me trouvai posée à l'ombre sur des fleurs, ne sachant, étonnée, ce que j'étais, où j'étais, d'où et comment j'avais été portée là. Non loin de ce lieu, le son murmurant des eaux sortait d'une grotte et les eaux se déployaient en nappe liquide; alors elles demeuraient tranquilles et pures comme l'étendue du ciel. Je me couchai sur le bord verdoyant pour regarder dans le lac uni et clair qui me semblait un autre firmament. Comme je me baissais pour regarder, juste à l'opposé une

---

(1) Aujourd'hui qu'on est d'accord pour diviser la période de la création en six époques au lieu de six jours, et pour admettre un développement lent, progressif de tous les êtres suivant les lois providentielles, il me paraît naturel de faire rentrer l'homme dans le plan général en lui appliquant aussi les lois d'un développement lent et physiologique, indiqué déjà par le poète.

forme apparut dans le cristal de l'eau se penchant pour me regarder. Je tressaillis en arrière, elle tressaillit en arrière. Charmée je revins bientôt, charmée elle revint aussitòt avec des regards de sympathie et d'amour. Mes yeux seraient encore attachés à cette image, je m'y serais consumée d'un vain désir, si une voix ne m'eût ainsi avertie: ce que tu vois, belle créature, ce que tu vois là est toi-même ; mais suis-moi et je te conduirai là où ce n'est point une ombre qui attend ta venue. »

Tel, suivant la tradition, l'homme est sorti des mains de Dieu, les Anciens auraient dit des mains de la Nature ; homme fait, en possession de la plénitude de la vie; de la beauté, de l'intelligence. Un vague souvenir de ce premier état et même de la désobéissance avait donné lieu chez les païens à des allégories poétiques. Mais pour transformer ces fables en un poème parfait, sublime, il leur manquait la promesse formelle de la rédemption qui couronne si bien l'œuvre de Milton. Voyez, en effet, les conséquences de cette promesse : la Rédemption sera pour l'homme comme une seconde innocence; au lieu de l'archange Raphaël, ce Dieu miséricordieux lui enverra pour l'instruire son propre Verbe.

L'homme reste condamné au travail, mais le travail est ennobli. Par lui, la terre stérile est fécondée, la mer est asservie, la foudre même assujettie à sa volonté, en un mot tout l'Empire perdu est reconquis. L'homme reste condamné à la mort, mais il saura se soustraire aux maladies qui sont le fruit de notre ignorance et de nos vices, et qui déciment le jeune âge ou le flétrissent dans sa fleur. Grâce au progrès de l'hygiène, nous voyons s'accroître la durée moyenne de la vie; ne désespérons pas de voir s'élever d'autant la moyenne de la perfection physique et morale, et de faire revivre un jour une partie des nobles attributs du prototype de notre race: « Cette stature, etc... » coopérant ainsi dignement à notre rédemption. Descartes avait déjà fait ce beau rêve, de plus il avait compris que la médecine surtout pouvait le réaliser. « Si jamais, dit-il, l'humanité doit se perfectionner, c'est à la médecine qu'elle le devra. » Non certes qu'il dédaignât la religion ni la philosophie; mais il voulait dire que la médecine entend aussi bien la santé de l'esprit que la santé du corps, qu'une bonne hygiène est le commencement de la sagesse. Faire de l'hygiène comme de l'opinion la reine du monde, la donner pour base à l'éducation, lui laisser prendre une plus large part dans la pratique de la médecine où il s'en faut qu'elle soit assez largement comprise, étendre ses bienfaits jusqu'aux pauvres dégénérés, à l'exemple de l'abbé de l'Epée et de Guggenbull, tels sont les moyens, je pense, de réaliser le rêve de Descartes, et je le prouverai par la suite.

Homo natus de muliere brevi vivens tempore repletur multis miseriis. Cette triste plainte de Job, qui semble être l'éternel écho des plaintes de l'humanité, vient d'elle-même sous la plume dès qu'on essaie d'écrire sur les misères humaines ; car elle les résume en peu de mots : je ne puis mieux faire que de la prendre pour texte des développements où je vais entrer, pour montrer le *physique et le moral unis encore et confondus dans les dégénérescences.*

Homo natus de muliere. Eh quoi ! serait-ce donc un malheur que de naître ? Oui, le plus irremédiable de nos malheurs, si nous recevons avec la vie le germe de dégénérescences incurables. L'hérédité des dégénérescences est une vieille question, mais qui a été rajeunie et mise à l'ordre du jour par les remarquables travaux de deux savants médecins. (M. Devay, *Hygiène des familles, mariages consanguins.* — M. Morel, *Traité des dégénérescences.*)

Ce qui me frappe le plus dans les faits mis en lumière par ces écrivains, c'est cette donnée extrêmement importante que le mal physique et le mal moral peuvent dériver des mêmes auteurs, de la même source. Ainsi, par exemple, des parents, sains d'ailleurs, mais soumis à l'habitude de l'ivresse, peuvent donner le jour à des enfants qui offriront, les uns une simple difformité physique, comme hernie, pied-bot, surdi-mutité; les autres une névrose, comme l'hystérie, l'épilepsie; les autres enfin ce qu'on pourrait appeler une difformité morale, comme tendance précoce au libertinage, au suicide, etc. Ce fait est une démonstration mathématique, pour ainsi dire, de la thèse que nous soutenons sur les rapports du physique et du moral. Les dégénérescences physiques sont filles et sœurs des dégénérescences morales ; c'est clair comme la filiation d'une généalogie. Hippocrate exprimait philosophiquement cette idée, en comparant la vie à un cercle où tout se tient, sans qu'on puisse dire où est le commencement ou la fin.

Brevi vivens tempore repletur multis miseriis. Peu de jours et beaucoup de misères, tel est le lot de l'homme en général, et surtout des dégénérés.

Je dirai quelques mots de la mortalité de ces enfants débiles qui poussent à peine de petits vagissements plaintifs, et dont la vie n'est qu'une lueur vacillante que le moindre souffle peut éteindre. Cet état précède et accompagne ordinairement les dégénérescences dont j'ai à parler. Il est possible, toutefois, qu'il soit essentiel ou sans aucune diathèse héréditaire, et qu'on puisse lui appliquer le mot par lequel Fontenelle caractérisait la caducité de la vieillesse : *C'est une simple difficulté de vivre.* Mais alors même n'est-il pas déjà un premier degré de *dégénérescence* de l'espèce.

Ces petits dégénérés forment un contingent nombreux parmi les nouveaux-nés des grandes villes manufacturières et des campagnes malsaines, mais qui est rapidement éclairci par le froid, la faim, l'abandon, les maladies dont il est la proie facile. Plus de la moitié n'atteint pas la deuxième année. Sur le reste, combien arriveront à l'âge de vingt ans et seront alors des citoyens utiles? Un fait emprunté à l'histoire de la pneumonie prouve le peu de vitalité de ces êtres débiles. Il existe une forme de pneumonie, dite catarrhale ou lobulaire, et qui est particulière aux nouveaux-nés chétifs et aux vieillards affaiblis. Huit enfants, au moins, sur dix atteints par cette maladie, succombent (Bouchut). On dit même que Valleix, dans une infirmerie d'enfants trouvés, a vu cent cinquante cas dont un seul guérit. Au-dessus de deux ans, on n'observe plus guère cette terrible pneumonie lobulaire, mais la pneumonie lobaire, à forme bénigne. Le docteur Barthez a vu guérir quarante-cinq de ces pneumonies sur cinquante, par les seules forces de la nature.

Nous regrettons de n'avoir pas recueilli de statistique sur la mortalité des enfants chétifs, mais il est certain qu'ils grossissent beaucoup le chiffre de la mortalité générale, qui est en France de 17 °/₀ pendant la première année et de 7 °/₀ de la fin de la première année à 20 ans ; chiffre qui étonnera moins si l'on considère que l'enfant est de tous les animaux celui qui vient au monde le plus nu, le plus faible, et que pourtant c'est le seul qui soit abandonné souvent à des soins mercenaires. Cette privation des soins maternels chez les enfants trouvés n'est-elle pas la principale cause du chiffre encore effrayant de leur mortalité ? Malgré l'attention qu'on a donnée à cette question, depuis quelques années, ce chiffre est de 33 °/₀ la première année et de 11 °/₀ de la fin de la première année à 20 ans. (Compte-rendu des Hospices.)

Parmi les progrès récents, il en est un qu'il suffit d'énoncer pour lui rallier tous les suffrages. Jusqu'ici les administrations avaient accepté purement et simplement le dépôt que saint Vincent de Paul leur avait confié, en disant : « Puisque les mères suivant la nature les abandonnent, soyez leurs mères suivant la grâce. » Aujourd'hui on s'efforce de persuader aux mères suivant la nature, les seules véritables mères, de reprendre leurs enfants, de les nourrir moyennant un secours pécuniaire. Est-il, Messieurs, une aumône plus morale? Déjà à Lyon, plusieurs centaines de mères acceptent, chaque année, ce moyen de réhabilitation pour elles et de salut pour leur enfant. Désormais la charité a trouvé son vrai point d'appui dans le cœur de la mère et dans la famille (1).

La période de formation des organes est celle où l'on commence à observer les infirmités comprises par les auteurs sous le nom de dégénérescences (mot qui vaut une définition), depuis les plus légères comme strabisme, pied-bot, surdi-mutité, jusqu'aux plus graves comme la scrofule, l'idiotie, le crétinisme.

Héréditaires ou acquises, c'est dans la première enfance que ces infirmités se développent. Cependant les enfants sains, qui viennent habiter un pays de crétins, peuvent contracter la maladie jusqu'à l'âge de huit ou dix ans.

---

(1) Au moment où ceci était sous presse, je lisais une letrre écrite par M. le Ministre de l'intérieur aux préfets, publiée le 16 décembre 1862, lettre où sont exposés les résultats obtenus de cette institution des *secours temporaires* dans toute la France, depuis 20 ans que ce mode d'assistance est à l'essai. Ces résultats sont si avantageux sous tous les rapports, que le Ministre exprime le vœu et l'espoir que les administrations réussiront à faire prévaloir de plus en plus ce nouveau moyen d'assistance.

Le crétinisme étant un composé de toutes les dégénérescences, et partant, le plus hideux présent de la boîte de Pandore, c'est à lui que j'emprunterai le tableau de la plus abjecte dégradation du physique et du moral pour *compléter la preuve de l'union intime et de la solidarité de l'un et de l'autre.* Ce tableau servira aussi à montrer clairement le pouvoir qu'ont certains climats de produire les dégénérescences.

Les voyageurs qui parcourent les Alpes et d'autres chaînes de montagnes rencontrent « des « êtres ayant à peine la forme humaine. Ils sont « petits; leurs membres sont contrefaits, fléchis. « Leur peau flétrie, ridée, jaunâtre ou pâle et ca- « davéreuse, est couverte de gale, de dartres. Ils « ont la langue épaisse et pendante, les yeux « chassieux, rouges ; le nez épaté, la bouche « béante, inondée de salive. Beaucoup sont hydro- « céphales. La plupart ont des goîtres volumineux. « Ils sont apathiques, peu sensibles et pourtant « gourmands et lascifs, quelquefois sourds, aveu- « gles, mais toujours sales et dégoûtants (1). »

Le crétin complet est incapable même de porter les aliments à sa bouche. Il n'a que la vie végétative.

---

(1) Dictionnaire en 30 volumes.

La population réputée saine dans le pays est affectée de débilité intellectuelle, de pesanteur d'esprit et en général elle est goîtreuse.

Le nombre des crétins en France est de 45,000, celui des goîtreux de 450,000 (Grange).

Ils habitent des vallées profondes, mal aérées, humides; ajoutez la vie grossière, la malpropreté, l'immobilité, l'abandon. Il est rare d'observer le crétinisme complet dans les maisons où règne un peu d'aisance, ce qui prouve l'influence accessoire de la misère. Mais la cause principale est *le climat*, et par ce mot il faut entendre *la constitution de l'air, de l'eau, du sol*. Toutefois, à côté de cette étiologie naturelle et généralement acceptée, deux hypothèses ont été émises et soutenues avec assez d'éclat pour qu'on doive les citer. En 1850, le docteur Grange fut chargé, par le ministre de l'agriculture et du commerce, de lui faire un rapport sur les causes du crétinisme et du goître endémique. La conclusion de ce rapport fut que la cause presque exclusive résidait dans la nature du sol et des eaux. « Nous avons trouvé constamment, dit-il, des sels de magnésie dans les eaux potables et dans les graines des pays fortement infestés. » La question étant ainsi limitée, la contre-épreuve était facile. Il suffisait d'une seule analyse contradictoire pour saper par la base cette opinion exclusive. Or,

MM. Niepce et Bonjean ont publié beaucoup d'analyses d'eaux potables ne contenant pas de magnésie dans les pays infestés.

En 1852, un autre chimiste, M. Chatin, a attribué le crétinisme à une diminution de la quantité normale d'iode. « A Paris, dit-il, par l'air, l'eau, les aliments, chaque habitant consomme par jour 1/200e de milligramme d'iode. Dans les pays de crétins, chaque habitant n'en consomme que 1/2000e de milligramme, de là le crétinisme. »

Si nous voulions exprimer en chiffres le degré de probabilité de cette opinion exclusive, nous ne nous servirions pas d'une fraction beaucoup plus élevée. Malheureusement, ni un peu de magnésie en plus, ni quelques atômes d'iode en moins, ne suffisent pour expliquer une telle dégénérescence, car alors la cure en serait des plus faciles. Si vous quittez le fond de la vallée, vous trouverez au milieu de la hauteur des goîtreux, mais plus de crétins, et au sommet, une population saine et robuste. La quantité de magnésie et d'iode varie-t-elle à ce point du sommet à la base de la montagne? N'a-t-il pas suffi d'assainir des vallées pour y faire disparaître le crétinisme? (Voir le rapport de M. Tourdes, prof. de la Fac. de Strasbourg, sur les crétins et les goitreux de l'Alsace.) Et déjà, en 1813, M. le comte de Rambuteau, alors préfet du

Valais, n'écrivait-il pas que depuis qu'on avait ouvert la route du Simplon, dans la vallée du Rhône, le crétinisme y avait beaucoup diminué, ce qu'il attribuait autant à l'assainissement qu'à l'accroissement d'activité et d'aisance. Les dégénérescences, pour parler en style figuré, semblent fuir devant le flambeau de la civilisation, comme tous les autres ennemis de l'homme.

Concluons donc, sans hésiter, Messieurs, que le climat est la principale cause du crétinisme. Nous devons comprendre maintenant que ce n'est point par une pure fiction poétique que la tradition a placé Adam au milieu d'un jardin situé sur un plateau élevé, où de pures eaux reflétaient l'azur des cieux. Adam s'éveille pour la première fois, et ses yeux sont frappés du plus ravissant spectacle, ses oreilles par les sons les plus harmonieux; son sang, animé par un air pur, fait circuler par tout son corps le sentiment de la vie; il est enivré de bonheur et de parfums. De telles sensations fortifient les organes et font éclore des idées vives et saines.

Telle est l'influence avérée des climats sur l'homme, surtout dans le jeune âge, qu'on ne concevrait pas l'homme parfait ailleurs que dans un paradis terrestre. Les beaux climats tempérés ont conservé, malgré tout, les plus beaux types de notre race. Il est reconnu même que des crétins encore féconds, transportés en pays salubre, auront des descendants bien constitués à la troisième ou quatrième génération.

Il existe près de nous un exemple de cette lente mais irrésistible action des climats. Dans la région des étangs, en Dombes, vous avez pu voir une population abâtardie, lourde de corps et d'esprit, à vie courte, dont le portrait ressemblant a été fait par Hippocrate, quand il a peint les peuplades de Scythes errants aux bords des Palus-Méotides. Que d'efforts généreux, que de spéculations improductives ont été tentés pour métamorphoser ces contrées ! Rien n'y a fait, si ce n'est dans les endroits préalablement assainis.

Tout à l'heure je disais qu'Hippocrate a comparé la vie à un cercle où tout (physique et moral) se meut sans qu'on puisse dire où est le commencement ou la fin. Maintenant, frappé de cette action des climats sur l'homme, le cercle d'Hippocrate me paraît trop étroit. Je voudrais l'agrandir pour y comprendre avec l'homme le monde extérieur.

SECONDE PARTIE

Avoir rappelé que les plus beaux types de l'espèce humaine ont habité les collines élevées de la Grèce ou le plateau de l'Eden, que certains climats situés dans des vallées profondes ont la propriété de produire le crétinisme, c'est avoir d'avance tracé la marche à suivre, les conditions où il faut placer les dégénérés avant de les soumettre à aucun traitement. Il est bien de tirer les idiots, les crétins, les scrofuleux avancés, etc., de la misère et de l'abandon où ils croupissaient, pour les placer dans un hospice, au sein d'un bien-être relatif, et il faut savoir gré à M. Voisin d'avoir le premier entrepris l'éducation de ces dégénérés à l'hospice de la Salpétrière en 1835 ; mais ce n'est pas assez pour réussir, et je n'hésite pas à proclamer que les plus grands éloges, la plus grande gloire reviennent à celui qui a le premier conçu l'idée de transporter le théâtre de ses essais, sur le traitement des crétins, dans un des sites les plus splendides des Alpes suisses. Je veux parler du docteur Guggenbull et de son établissement d'Aldenberg.

Les mêmes éloges sont dus à l'administration hospitalière de Paris, pour l'hospice de 100 lits destinés aux scrofuleux qu'elle a fait construire sur la plage maritime de Beck (Pas-de-Calais), permettant aux enfants qui sont le rebut de la société, et on pourrait presque dire de la médecine, de respirer l'atmosphère maritime, de se plonger dans les vagues de l'Océan, d'être mis enfin dans les meilleures, dans les seules conditions où ils puissent guérir. Grande initiative, si l'on considère combien elle sort de l'ornière de l'assistance publique, et quelle voie féconde elle ouvre au traitement des maladies chroniques en général, dont le principal remède consiste dans le changement de climat.

Il est bien entendu, pour compléter le traitement hygiénique, que le médecin ne négligera pas le confortable dans les vêtements, le régime, etc., ni le secours de l'iode, du quinquina, du fer, etc.

J'arrive maintenant au traitement pédagogique des dégénérescences. Lorsque l'abbé de l'Epée se voua à l'éducation des sourds-muets, ceux-ci étaient classés parmi les idiots. « Les sourds-muets, dit-il à la première page de son livre, sont réduits en quelque sorte à *la Condition des bêtes*, tant qu'on ne travaille pas à les retirer des ténèbres épaisses dans lesquelles ils sont plongés. » Ce tableau est sans doute exagéré, car bien que la plupart de ces malheureux croupissent dans l'abandon, repoussés même par leur famille, il devait y avoir alors comme aujourd'hui des sourds-muets ayant acquis un certain degré d'intelligence au contact des sentiments de famille , au spectacle du monde et surtout de l'activité sociale.

Quoi qu'il en soit, les résultats bien connus de la pédagogie spéciale des sourds-muets prouvent qu'on peut transformer le quasi-idiot en homme savant et intelligent, en parlant à ses yeux. M. le docteur Perrin a écrit, en 1837, un mémoire remarquable où il émet un vœu qui me semble digne d'attention, venant d'un homme compétent. « Les sourds-muets, dit-il, vivant entre eux, n'ayant de rapport avec la société que par l'intermédiaire du directeur et de l'aumônier, sont enfermés dans un monde borné et étroit. S'ils vivaient davantage avec des personnes douées de la parole, ils apprendraient facilement une foule de renseignements sur les usages de la vie qui en général leur font défaut, et celles-ci y gagneraient d'apprendre à exprimer leurs idées et les sentiments par les gestes et la pantomime. »

Les succès de l'abbé de l'Epée sur les sourds-muets ne profitèrent pas de suite aux autres dégénérés. Il leur fallut attendre jusqu'à M. Voisin et à Guggenbull. Voici ce qu'écrivait ce dernier à l'Institut de France en 1852 : « Tout asile destiné aux jeunes crétins doit être régi par une méthode médico-pédagogique. Il doit donc être à la fois un hôpital et une école, et posséder des ateliers où les malades puissent apprendre différents métiers. Des crétins avancés en âge et incapables de recevoir l'instruction élémentaire ont montré une aptitude particulière pour les travaux mécaniques et agricoles. Jusqu'à présent nous avons obtenu une guérison plus ou moins complète chez tous les crétins en bas âge qui étaient capables de prononcer quelques mots, et qui étaient exempts de convulsions, ce qui est toujours une complication grave. » M. Morel cite des cas où l'on est parvenu à force de persévérance à développer les sentiments d'une manière inespérée. Est-il besoin de dire que pour émouvoir de tels élèves il faut frapper vivement les sens ? Ce n'est qu'en les agitant que vous purifierez ces eaux croupissantes sur lesquelles les autans les plus impétueux ne réussiraient pas à produire des tempêtes.

La méthode ainsi résumée est applicable aux enfants dits arriérés, aux imbéciles, aux idiots :

c'était un dégénéré de cette espèce, ce fils du roi Crésus, à qui il fallut la vue d'un sabre levé sur la tête de son père, pour lui délier la langue.

J'espère que plus tard à l'hôpital du Beck, pour les scrofuleux, on ajoutera l'*école*, et qu'on soumettra ces natures apathiques à une espèce d'entraînement par tous les moyens, depuis la gymnastique, la musique, etc. ; jusqu'aux nobles stimulants qui s'adressent à l'intelligence et au cœur. Le traitement pédagogique ainsi institué primera même le traitement médical dans beaucoup de cas où la pesanteur d'esprit est *le principal symptôme* d'une diathèse scrofuleuse. C'est ainsi que la médecine et la pédagogie doivent marcher unies comme deux branches d'une même science dans le traitement des dégénérescences. Je vais montrer maintenant que la médecine doit guider la pédagogie dans l'éducation.

Quelques philosophes de l'école de Locke ont prétendu que l'intelligence et la raison elle-même dérivaient uniquement des organes mis en jeu par les sensations: *Nihil in intellectu quod non prius fuerit in sensu.* Nous repoussons cette doctrine comme entachée de matérialisme. Mais une erreur tout opposée a cours dans le monde , et comme elle se pare des apparences du spiritualisme, elle mérite d'être réfutée. Cette doctrine consiste à dire que l'âme est d'autant plus libre et dégagée que le corps est plus faible, attendu que l'âme est une captive et le corps sa prison. Je déclare que, pour ma part, j'envie plutôt les avantages de l'homme bien constitué et équilibré. Mais ce préjugé est surtout erroné si on l'applique à l'enfance, et dangereux, impardonnable en éducation. On établirait ainsi un antagonisme là où doivent régner l'entente et l'harmonie, et le vieil et bon adage « *mens sana in corpore sano* » aurait cessé d'être vrai. Voyez, dit-on, assis auprès de sa mère cet enfant à la figure pâle, au front proéminent, à l'œil mélancolique : pendant que son frère aîné se livre à d'ardents et inutiles ébats, lui apprend tout ce qu'il veut, il étonne par la maturité de ses réponses, par ses pieux sentiments ; c'est un enfant qui promet. Eh bien ! voici l'horoscope de ces deux frères. L'un couve une consomption tuberculeuse ou bien il est atteint de rachitisme, maladie qui a courbé ses os, déformé sa poitrine et qui l'empêche de courir. Livré par nécessité ou par goût à la vie sédentaire, il est prématuré pour l'attention et la réflexion. C'est un petit vieillard : à vingt ans, s'il vit encore, ce sera un vieil enfant. Alors au contraire son frère sera un homme prêt à affronter la vie. Si le petit prodige n'est pas affecté d'une infirmité incurable, au lieu de le faire tant étudier, donnez-lui de l'air et du soleil ; qu'il soit enfant si vous voulez qu'il devienne un homme. La vue d'un bel et bon enfant vous réjouit l'âme, rien au contraire ne vous console de la perte de cette fleur de santé et de vigueur qui est la première beauté. De jeunes animaux renfermés dans une cage deviennent rachitiques ou tuberculeux ; n'oublions pas qu'il en est de même de l'enfant privé de mouvement et de liberté. Il n'est personne qui ne s'apitoie sur le triste sort des enfants épuisés de bonne heure par le travail dans les manufactures ; de grâce, un peu de pitié aussi pour les victimes nombreuses de l'oisiveté dans le luxe et du travail prématuré de l'esprit.

Quel est l'âge de raison? Est-ce 7, 10, 14 ans? cela varie sans doute. Toujours est-il que c'est un moment critique et décisif que celui où le père de famille se demande : Mon fils a-t-il l'âge de raison ? Si par malheur ce fils est un enfant précoce, c'est à l'âge de 7 ans qu'il sera jugé digne d'entrer au collége. Déjà de grandes espérances reposent sur cette tête si bien organisée : il sera bachelier à 15 ans, ou il pourra concourir de bonne heure pour les Ecoles. Bachelier à 15 ans? Je l'accorde, mais après? Je m'adresse à mon tour aux hommes sensés et expérimentés, et je leur demande ce qu'il faut penser de ces éducations hâtives ; si, par exemple, la classe lettrée qui pullule et qui écrit aujourd'hui, possède autant de bons écrivains, autant d'hommes à fortes convictions et à grands caractères qu'elle en possédait autrefois? Pour moi, me bornant à mon rôle de physiologiste, je poserai un argument qui peut servir de pierre d'attente.

Le haut enseignement comprenant littérature, arts, religion, était désigné autrefois sous le nom d'humanités, soit parce qu'il embrasse toute l'histoire de l'esprit humain, soit parce qu'il n'est pas à la portée de l'enfant, mais qu'il ne peut être compris que par un homme. C'est comme un spectacle dramatique qui intéresse d'autant plus qu'on est plus à même de partager les passions des acteurs. Il faut être un homme pour comprendre les mâles vertus de Rome et les passions du forum ; pour relever la tête et prêter l'oreille quand l'orateur s'écrie: *Viri!* Il faut être homme pour admirer la divine simplicité de l'art grec. Il faut être homme pour comprendre notre sainte religion de charité dont nous apprenons seulement à aimer le culte dans notre enfance.

Non, un enfant ne sera point touché ni instruit par le spectacle de ces belles choses. Il n'éprouve aucun besoin de les connaître. Faites ainsi à contretemps, les humanités ont cessé de produire les mêmes fruits qu'autrefois, et je soupçonne que c'est la principale cause qui les a discréditées de nos jours. Sachons attendre l'âge de la puberté, alors, à la métamorphose extérieure correspond une métamorphose intérieure non moins remarquable. Aucune idée généreuse n'est étrangère à notre âme. Le besoin de connaître et d'aimer est infini. C'est l'âge des grandes passions, de l'enthousiasme tempéré par la raison ; c'est le moment de livrer l'esprit aux études viriles dont il est désormais devenu digne. Un philosophe du dix-huitième siècle était déjà frappé du vice que je signale dans l'éducation. « Les défauts du corps et de l'esprit, chez les enfants, disait-il, viennent presque tous de la même cause, on les veut faire homme avant le temps, *laissez mûrir l'enfance chez les enfants.* »

Quel doit donc être le rôle de l'éducation avant la puberté ? Ce rôle est d'abord restreint, mais il grandit d'année en année. Dans les premières années, en effet, il ne faut pas à l'enfant d'autre maître que son instinct pour qu'il sache faire lui-même l'éducation de ses organes. La première fois qu'il a ouvert les yeux, sa vue ne lui donnait que l'image confuse du chaos. Peu à peu, ce sens, plus exercé et rectifié par celui du toucher, lui a appris à distinguer les objets, leur forme, leur volume, leur direction, leurs distances. Quelques aveugles-nés, à qui la vue a été rendue seulement à l'âge de raison par l'opération de la cataracte, nous ont révélé les progrès de cette éducation des sens. C'est ce travail vraiment prodigieux pour le jeune enfant, si l'on considère de quel faible degré d'attention il est capable, qui constitue l'éducation instinctive. Il nous montre de quoi sera capable plus tard une attention plus soutenue, servie par des sens plus parfaits. Le premier soin du maître doit donc être de perfectionner les organes des sens par une éducation appropriée, et de fortifier les organes du mouvement par la gymnastique. Qu'il n'oublie pas surtout que la langue est parmi les organes un des plus importants. L'art de prononcer, de déclamer dans la conversation et dans un discours décide ordinairement de l'effet de ce discours ; que dis-je ? de cet art dépend le succès de toute la vie dans la plupart des carrières libérales. Tout le monde sait cela, et cependant on déplore souvent trop tard que cet art soit si négligé.

Aux organes comme à l'esprit, il a fallu donner des instruments capables de multiplier leur puissance : nos forces ont besoin de leviers, notre esprit a besoin au même titre du langage, de l'écriture et du dessin, afin de pouvoir mieux saisir et fixer les idées.

L'étude des langues vivantes et même des langues mortes, envisagées à ce point de vue comme instruments ou simples moyens d'apprendre, fait partie de la première éducation ; mais il faut alors imiter les nourrices et les mères, c'est-à-dire faire apprendre par cœur des mots, des phrases facilement comprises, jusqu'à ce qu'elles soient sues imperturbablement, et faire parler de bonne heure. C'est la méthode que Robertson a vulgarisée pour l'étude de la langue anglaise. Les deux autres moyens de fixer les idées sont l'écriture et le dessin ; je les place au même rang, car plus je réfléchis sur les services que le dessin pourrait rendre dans toutes les carrières, et notamment, Messieurs, dans la nôtre, plus je regrette qu'il ne soit pas aussi répandu que l'écriture. En tout cas, il plaît aux enfants, ne leur refusons pas un délassement si utile.

Parmi les sujets d'études classiques, je choisirais d'abord les sciences naturelles, la zoologie, la botanique, la physique, la géométrie appliquée, et j'aurais soin d'aborder ces sciences par le côté saisissable et pratique. L'enfant se plairait à aller à la conquête des plantes et des insectes ; il saurait bientôt créer des leviers pour ses besoins, ou bien mesurer l'aire d'un champ ou la hauteur d'une maison mieux que ne savent le faire beaucoup de bacheliers.

L'histoire, pour lui plaire et pour être comprise, devra aussi, plus tard, parler aux yeux ; on suivra du doigt sur les cartes géographiques les migrations, les conquêtes, les fusions des peuples, comme on suit un fleuve depuis sa source.

On a reconnu l'utilité d'unir ainsi l'histoire à la géographie ; mais un moyen plus frappant encore serait de suivre les événements, non sur une carte, mais sur le sol lui-même, ce qui est facile dans notre ville plus que partout ailleurs. Ainsi, on peut conduire l'enfant sur les ruines de la colonie romaine, et là, reconstruire à ses yeux tout l'ancien Lugdunum romain.

Veut-on lui montrer le berceau du christianisme ? C'est dans la crypte de Saint-Irénée, au pied de l'autel primitif, que son âme recueillie croira entendre les prédications de l'apôtre et les cantiques des martyrs.

Nulle part mieux qu'à Lyon, on ne peut suivre pas à pas l'histoire de la féodalité, la naissance et les progrès de la commune, son absorption par la royauté. Voilà la vraie histoire qu'il aimera, qu'il comprendra et qu'il n'oubliera plus.

Ce procédé aura le double avantage de donner un corps aux souvenirs du passé, et une âme au sol, aux monuments, à tout ce qui constitue la patrie ; par conséquent, il aura pour effet moral de fortifier et de grandir l'amour du pays.

Les vérités de l'ordre moral elles-mêmes, pour

arriver à notre âme, ne prennent pas un autre chemin que celui des sens, dans le jeune âge. C'est alors surtout que le vrai moyen de persuader est de prêcher d'exemple.

Ce que nous aimons et vénérons sous les noms de famille, de religion, de patrie, etc., représente-t-il alors autre chose que les images des personnes, des lieux que nous avons aimés? Images qui font le charme de l'âge mûr, car tout en grandissant avec nous elles ont conservé la fraîcheur de la jeunesse. Un père, plein de tendresse pour son fils, apportait tous les matins dans le berceau de l'enfant des fleurs et des mousses qui étaient accueillies avec des transport de joie: cet enfant est devenu un grand botaniste; il s'appelait Linné.

Malheureusement, et on ne saurait trop le répéter, cette influence des premières impressions est encore plus puissante pour le mal que pour le bien. M. Morel, l'aliéniste distingué que nous avons cité déjà, fait à ce sujet une réflexion frappante: « J'ai souvent, dit-il, été pour ma part douloureusement affecté par le délire obscène de jeunes filles élevées dans les meilleures conditions morales, sous l'œil vigilant de leurs parents, ou bien au milieu des couvents. Comment peut-on comprendre que les paroles les plus immondes, au point de vue de la technique ordurière, sont prononcées par ces jeunes filles innocentes et pures, si l'on n'admettait pas que des choses involontairement entendues, que des actes dont elles ont été les témoins non moins involontaires ont laissé dans le cerveau de l'enfant une impression particulière et déterminée une certaine association d'idées dont la maladie nerveuse intercurrente ravive le souvenir que l'on pourrait croire effacé. »

Je vous demande pardon, Messieurs, d'avoir osé, moi profane, aborder cette délicate question du plan d'études. Je vous soumets les détails de ce plan, je vous les abandonne; toutefois, je maintiens avec conviction le principe, qu'en *bonne physiologie*, l'éducation doit se diviser en trois périodes.

Première période. — Education des sens;

Deuxième période. — Education par les sens;

Troisième période. — Education vivifiée et couronnée par les humanités, mais après la puberté.

Ceci résume une *méthode naturelle* bonne à former des esprits pratiques et originaux; c'est à peu près celle qu'ont suivie les hommes qui ont su arriver par eux-mêmes.

Je pourrais fortifier ma thèse en vous faisant le tableau des infirmités physiques et morales qui peuvent résulter d'une éducation mal conduite, et pour peu que je voulusse exagérer, je diviserais aussi cette éducation en trois périodes ; dans toutes les trois la culture de l'esprit a lieu par des procédés artificiels, au détriment du développement du corps et de la santé.

Première. — Période des contes fantastiques. Imagination peuplée de fées et de fantômes. — Corps faible ou rachitique ;

Deuxième. — Mémoire surchargée de connaissances incomprises, indigérées. Esprit fatigué. — Pour le corps c'est la période de la chloro-anémie, des consomptions tuberculeuses ;

Troisième. —Esprit plus *brillant* que *solide*, qui pourra bien venir échouer à l'âge de 35 à 50 ans dans le ramollissement cérébral, semblable au navire qui a *trop de voiles* et *trop peu de lest* pour supporter la grosse mer.

Mais j'aime mieux terminer par ces simples paroles de Platon : « La santé du corps et de l'âme consiste dans l'équilibre parfait de leurs forces. Pour conserver la santé de ces deux parties il faut conserver toutes les deux également. »

J'ai voulu, Messieurs, montrer l'étroite union du physique et du moral, leur commune grandeur et leur commune décadence. J'ai prouvé que les beaux climats, la bonne hygiène, qui font l'homme sain et robuste, le font aussi plus intelligent et plus moral; que les mauvais climats et la misère dégradent à la fois la force, la santé, la moralité, l'intelligence. J'ai montré, d'un autre côté, que les études trop abstraites et trop hâtives sont une cause de dégénérescence plus commune qu'on ne suppose. De là j'ai conclu que les agents moraux, la pédagogie et la religion sont d'utiles auxiliaires du climat et de l'hygiène dans le traitement des dégénérescences, et qu'en échange, la médecine doit donner la main à la pédagogie dans l'éducation. Cette alliance naturelle de la médecine et de la pédagogie constitue la méthode *médico-pédagogique*.

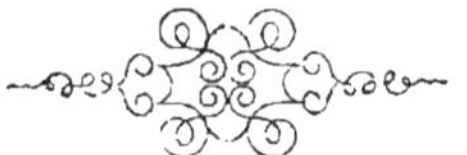

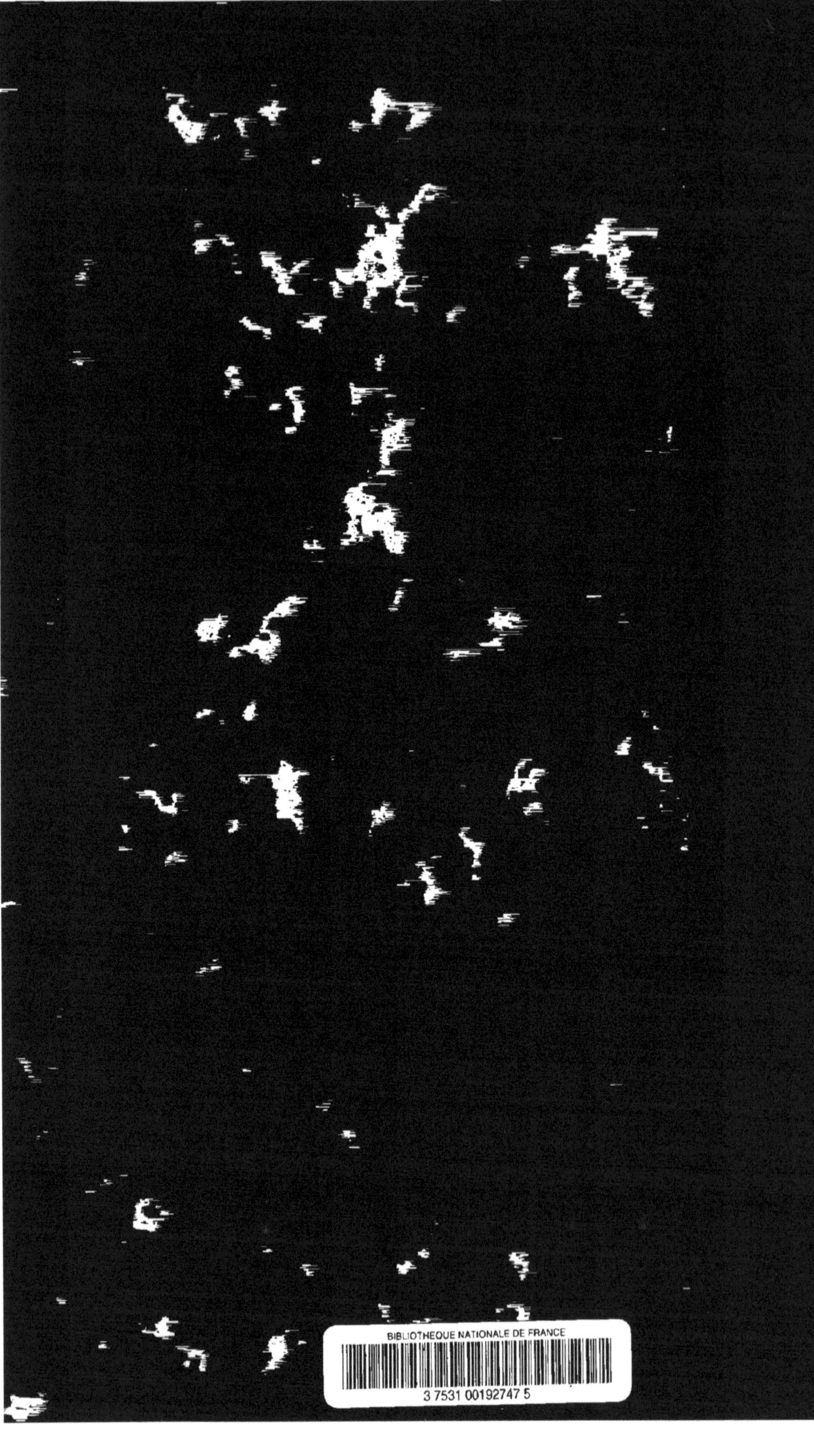

www.ingramcontent.com/pod-product-compliance
Ingram Content Group UK Ltd.
Pitfield, Milton Keynes, MK11 3LW, UK
UKHW012301240726
13966UKWH00004B/1553

9 782012 476028